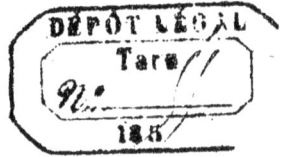
MALADIES ÉPIDÉMIQUES & CONTAGIEUSES

MOYENS PRÉSERVATIFS

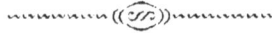

CONFÉRENCE

Faite au Siège de l'Union des Femmes de France,
le 19 Mai 1892

PAR

Le Docteur J. MALPHETTES

Ancien Interne des Hôpitaux

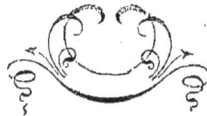

ALBI
IMPRIMERIE HENRI AMALRIC
—
1892

MALADIES ÉPIDÉMIQUES & CONTAGIEUSES

MOYENS PRÉSERVATIFS

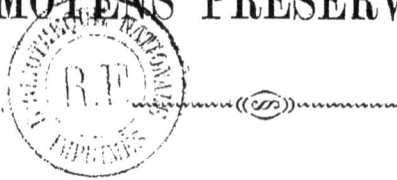

CONFÉRENCE

Faite au Siège de l'Union des Femmes de France,
le 19 Mai 1892

PAR

Le Docteur J. MALPHETTES

ANCIEN INTERNE DES HOPITAUX

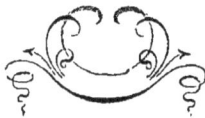

ALBI

IMPRIMERIE HENRI AMALRIC

—

1892

L'hygiène, qui nous enseigne les moyens de conserver et d'améliorer notre santé, est une des branches les plus importantes de la médecine, puisqu'elle contribue au bonheur de l'homme en prévenant les maladies qui peuvent l'assaillir.

Et n'est-elle pas aussi, après la morale, qui nous apprend nos devoirs et nos droits, la plus utile de toutes les sciences, celle dont personne ne devrait ignorer les préceptes ?

Son but est élevé : en s'appliquant à rendre l'homme plus sain, elle le rend meilleur ; elle lui permet d'employer sagement son intelligence et son activité, de remplir son rôle dans la société, de servir utilement son pays...

La science, Mesdames, au nom de laquelle je parle ici, possède un territoire immense, que nous n'aurons pas à parcourir dans le cours de ces leçons ; rien de ce qui nous touche ou nous environne ne lui est étranger, c'est vous dire toute son étendue.

Ma tâche se trouvera simplifiée, n'ayant, en ce qui me concerne, qu'à vous enseigner la partie de l'hygiène, et elle n'est certes pas la moins importante, qui a trait à la prophylaxie des maladies épidémiques et contagieuses.

Mais, bien que mon enseignement soit limité, nous permettra-t-il de découvrir tous les secrets que le sujet comporte ?

Je me rappelle avoir lu quelque part que, dans un temple d'Esculape, à Sicyone, existait une statue d'Hygie, toujours recouverte d'un voile, comme pour indiquer au peuple que les secrets de la déesse de la Santé étaient cachés aux yeux de tous.

Si nous ne pouvons mettre complètement au jour le beau corps de la déesse, nous ferons au moins tous nos efforts pour soulever un coin du voile et éclaircir avec vous quelques-uns des mystères qu'il recouvre.

―――――

.....Il est aujourd'hui acquis que la plupart des maladies épidémiques et contagieuses sont transmises par des microorganismes, c'est-à-dire des parasites infiniment petits, invisibles à l'œil nu, visibles seulement au microscope, transportés et disséminés par les linges, vêtements, matelas, couvertures, rideaux, etc., qui ont été en contact avec les malades, par l'air et l'eau qui ont été souillés par eux. Ces petits êtres vivants, une fois introduits dans le corps de l'homme, ont la propriété de se reproduire et de se multiplier avec une très grande rapidité, et déterminent ainsi un empoisonnement, une altération du sang et des organes qui donne lieu aux divers symptômes caractéristiques de chacune de ces maladies.

En présence de ces faits indéniables, la destruction immédiate des germes pathogènes joue le rôle capital dans la prophylaxie des maladies épidémiques et contagieuses. De là, les travaux importants, nombreux, qui s'accumulent depuis quelques années sur *les désinfectants chimiques* et *les appareils à désinfection,* dont j'aurai l'honneur de vous entretenir dans un instant.

Mais je tiens à vous dire avant tout que les maladies dont il sera question dans cet enseignement sont des maladies en grande partie *évitables*. Si, en effet, les familles et les administrations publiques, chacune en ce qui les concerne, veulent

bien mettre rigoureusement en pratique les mesures de précautions dont la science est aujourd'hui en possession pour les
prévenir, on peut arriver sûrement et rapidement à atténuer les
ravages de toutes ces épidémies dans une énorme proportion, et
même à supprimer à peu près complètement plusieurs d'entre
elles.

Ce n'est pas là une affirmation hasardée, puisque, dans les
nations voisines, où les mesures d'hygiène publique et privée
sont parfaitement ordonnées et observées, on voit le nombre des
victimes des maladies transmissibles diminuer d'année en année
dans des proportions saisissantes.

En Angleterre, en Belgique, les ravages de la *fièvre typhoïde*
ont été réduits de moitié en quelques années. C'est la maladie,
d'après le rapport de M. de Freycinet, qui fait le plus de victimes en France, parmi la troupe. En 13 ans, de 1875 à 1887,
elle a atteint 141,648 hommes et entraîné 21,116 décès. Dans la
population civile, elle atteint annuellement près de 100,000 personnes et cause environ 15,000 décès.

A New-York, quatre ans après l'application des mesures
sanitaires qui ont été prescrites contre la *scarlatine*, la mortalité
due à cette affection a diminué de 75 pour 100. En France, elle
donne lieu à 10,000 décès annuels et elle a augmenté, dans
l'armée, depuis dix ans, dans la proportion inouïe de 1 à 16 !

A Bruxelles, les décès de *variole* ont diminué des trois quarts ;
ceux de la *diphtérie*, de la *rougeole*, de la *scarlatine*, des deux
tiers. En France, la rougeole atteint, année moyenne, plus de
400,000 sujets et fait plus de 15,000 victimes. Dans l'armée, elle
a triplé de fréquence.

La *diphtérie*, qui a singulièrement augmenté depuis quelques
années dans la plupart de nos grandes villes et qui donne lieu à
plus de 20,000 décès, a subi également dans l'armée un mouve-
ment ascensionnel.

L'extrême fréquence des *oreillons* va de pair avec l'élévation
du chiffre des rougeoles et des scarlatines.

Enfin la *variole*, qui fait dans notre population française plus de 10,000 victimes par an, n'existe plus en Allemagne. Dans nos garnisons, il n'y a, il est vrai, année moyenne, que 300 ou 400 cas et environ une vingtaine de décès, mais, tant que la vaccination et la revaccination n'auront pas été rendues obligatoires ou ne seront pas complètement passées dans nos mœurs, la présence de foyers permanents au sein de la population civile ne cessera d'être une menace pour nos garnisons, en même temps que les réservistes, les dispensés, les territoriaux apporteront directement, à chaque appel, l'infection dans les rangs.....

Ce qui est possible en Angleterre, en Belgique, en Allemagne, voire même en Italie, est tout aussi réalisable en France. Il suffit, pour atteindre les mêmes résultats heureux, d'imiter la pratique suivie dans ces pays, en faisant pénétrer dans toutes les familles des notions d'hygiène pratique sous la forme de petites instructions simples, élémentaires, conformes comme type à celles que j'ai l'honneur de faire passer sous vos yeux, en organisant sur des bases solides les services d'hygiène publique et en instituant partout un enseignement populaire s'adressant, dans les écoles, aux enfants, et, dans des cours publics, aux adultes. A l'heure qu'il est, quatorze villes, en France, dotées de *bureaux d'hygiène*, reçoivent les bienfaits d'une semblable organisation ; il y a lieu de généraliser leur exemple dans la mesure compatible avec les exigences locales.

Les principales maladies transmissibles sont les suivantes : les fièvres éruptives (variole ou petite vérole, rougeole, scarlatine) ; la fièvre typhoïde et le typhus, la dyphtérie (croup et angine couenneuse), la coqueluche, la rage, les oreillons, la fièvre puerpérale, l'ophtalmie purulente et granuleuse, le choléra, la suette, certaines affections de la peau ; la dyssenterie, la diarrhée chotériforme ; l'érysipèle, le charbon, l'infection purulente, la pourriture d'hôpital.....

A ces maladies, qui font déjà en France plus de 80,000 victimes tous les ans, causant la dixième partie de nos décès, il faut ajouter la phtisie pulmonaire, le plus grand de nos maux, qui donne lieu à elle seule annuellement à plus de 160,000 décès.

Dans la suite de notre enseignement, nous aurons à étudier ensemble quelques-unes de ces affections et particulièrement, pour répondre à votre œuvre humanitaire, celles qui affligent nos armées en campagne. Néanmoins, à propos de chacune d'elles, je vous indiquerai les mesures de préservation qu'il est essentiel de connaître, car, si vous êtes appelées à soigner un jour nos soldats dans les ambulances, nous ne devons pas oublier que vous êtes susceptibles d'avoir à remplir tous les jours le même rôle, chez vous, dans votre propre maison, dans votre famille. Et si, en face d'une maladie contagieuse, où qu'elle se produise, vous avez à opposer des moyens de défense, n'est-il pas indispensable que vous soyez complètement outillées pour vous mettre vous-mêmes à l'abri de toute infection.

Je me contenterai aujourd'hui, dans cette leçon d'ouverture, de vous donner les indications générales des mesures à prendre à l'égard d'une maladie contagieuse, quelle qu'elle soit. Mais, puisque, au début de cette conférence, je vous ai parlé de germes, de parasites, de microorganismes, laissez-moi vous indiquer de suite le siège principal de ces *microbes* si petits et si redoutables.

Dans les fièvres éruptives (variole, rougeole, scarlatine), l'agent de la transmission siège principalement à la surface de la peau du malade. Dans la fièvre typhoïde et le choléra, il réside surtout dans les matières intestinales. Dans la diphtérie (croup et angine couenneuse), le germe contagieux est contenu dans les fausses membranes qui tapissent la gorge du malade et dans les crachats. Dans la coqueluche, il est contenu dans le produit de l'expectoration et des vomissements. Dans la phtisie pulmonaire, ce sont surtout les crachats des malades qui contiennent les produits contagieux. Dans la rage, c'est la salive qui recèle la matière virulente.

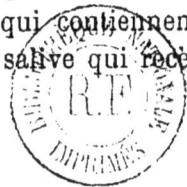

Ces petits êtres ou microbes sont différents les uns des autres, et, introduits dans le corps d'un individu en bonne santé jusque-là, déterminent une maladie semblable à celle qui les a produits.

Ceci dit, voyons quelles sont les mesures à prendre pour prévenir et arrêter la propagation des maladies contagieuses et épidémiques.

Ces mesures peuvent être rangées sous les quatre chefs suivants : *a*) isolement du malade ; *b*) désinfection ; *c*) déclaration à l'autorité municipale ; *d*) vaccination et revaccination préventives.

Isolement. — Un sujet atteint, voire même suspect d'affection contagieuse, doit être immédiatement isolé, dans les familles, des autres habitants de la maison ; dans les lycées, collèges et écoles, des camarades ; dans les casernes, hôpitaux ou ambulances, des autres militaires, des autres malades ou blessés. Seules les personnes appelées à lui donner des soins pénétreront dans la chambre. Le mobilier sera réduit au strict nécessaire ; rideaux, tapis, meubles en étoffes, vestiaire, tous les objets inutiles doivent être enlevés.

Pour certaines affections plus particulièrement virulentes, telles que la diphtérie, l'infection purulente, la septicémie, la pourriture d'hôpital, le choléra, etc., il serait à souhaiter que partout les pièces de literie soient intérieurement garnies d'une matière de peu de valeur, telle que la balle d'avoine, qui pourrait être détruite par le feu après avoir servi au malade. L'expérience acquise au pavillon de la maternité de Paris prouve que la dépense est minime (2 fr. par lit).

Veuillez donc, Mesdames, tenir compte de ce fait, qui vous indique votre conduite dans les objets que vous avez à confectionner pour l'approvisionnement de votre hôpital.

Désinfection. — Pour être vraiment efficace, la désinfection doit s'adresser au malade lui-même, aux germes contagieux qui émanent de lui, à ses sécrétions et déjections, à sa chambre et aux objets qu'elle contient, aux locaux qui l'entourent, aux vêtements, linges et meubles qui lui ont servi, aux personnes qui l'approchent, aux voitures qui auraient pu servir à son transport pendant la maladie, etc.

La désinfection est une mesure si importante que j'y reviendrai tout à l'heure.

Déclaration à l'autorité municipale. — Cette déclaration devrait être rendue obligatoire dans toutes les familles dès l'apparition d'un cas de maladie contagieuse. L'autorité ainsi informée pourra prendre les mesures qui sont de son ressort exclusif pour empêcher ce premier cas de devenir le point de départ d'une épidémie. Mesure d'hygiène publique, d'une part, et, d'autre part, mesure d'hygiène individuelle, puisque l'autorité pourra, s'il y a lieu, aider les familles et les médecins à prendre les précautions nécessaires dans l'intérêt du malade et de son entourage immédiat, mettre à sa portée les moyens de désinfection, etc.

Dans presque tous les pays d'Europe, la déclaration et l'information officielles des cas de maladies contagieuses sont instituées depuis plusieurs années et ont produit des résultats immédiats. Cette déclaration à l'autorité, contre laquelle quelques médecins, en petit nombre il est vrai, se sont élevés, a une très grande importance, puisque, par l'examen de la répartition des cas dans les différents quartiers, maisons ou appartements d'une même localité, elle peut servir à préciser l'origine et les causes de la propagation de l'épidémie, à en arrêter les progrès et en prévenir le retour.

Vaccination et *revaccination* préventives quand il s'agit de la variole, et après morsure ou lèchement d'un animal enragé, quand il s'agit de la rage (inoculations pastoriennes).

.....Tels sont, Mesdames, les principaux moyens de défense, les principales mesures que vous aurez à prendre chez vous s'il surgit une maladie contagieuse, dans votre ambulance s'il vous arrive ou s'il se déclare une affection de cette nature.

Dans la suite de ces leçons, à propos de chacune des maladies transmissibles, j'aurai l'honneur de vous exposer en détail les mesures propres à chacune d'elles.

D'ores et déjà, vous devez retenir ceci : que l'*isolement* et la *désinfection* sont, parmi les mesures générales, celles qui présentent la plus haute importance. Disons quelques mots de cette dernière, puisque, grâce à la sollicitude de notre Conseil général et à l'administration éclairée de notre ancien et sympathique préfet, M. E. Laurent, nos quatre arrondissements sont aujourd'hui pourvus d'étuves locomobiles à vapeur sous pression.

L'immersion pendant vingt minutes environ dans la vapeur d'eau sous pression élevée à une température de 105 degrés centigrades, constitue, pour les linges, vêtements et objets de literie, le moyen de désinfection de beaucoup le plus efficace. On a construit dans ce but des étuves spéciales qui fonctionnent dans beaucoup de villes de l'étranger et dans un très petit nombre de villes françaises et d'hôpitaux. Ce moyen est tellement supérieur à tous les autres et a rendu déjà de si grands services, que, dans quelques années, toutes les villes, quelle que soit leur importance, devront avoir leur étuve municipale fixe et des étuves mobiles et portatives.

L'appareil locomobile à vapeur sous pression, construit par MM. Geneste et Herscher, qui est mis en service dans les communes du département de la Seine et qui est du reste celui que nous possédons à Albi, comprend une étuve et un générateur de vapeur montés sur un train à quatre roues portant également à l'avant une caisse à charbon qui forme siège.

L'étuve se compose d'un corps cylindrique pouvant supporter une pression de 1 atmosphère, recouvert d'un manchon et ouvert à ses extrémités pour pouvoir séparer les objets désinfectés de ceux qui ne le sont pas. A la partie supérieure de la chambre ainsi qu'à la partie inférieure, se trouve une batterie de tuyaux qui, chauffés à 133° (2 atmosphères), sont destinés à sécher les objets après l'opération.

A l'intérieur, un petit chariot glissant sur rails amène l'objet à désinfecter, un matelas, par exemple, placé verticalement : on ferme la porte, on introduit la vapeur (1/2 atmosphère, 112°), en même temps qu'on ouvre un robinet destiné à l'expulsion de l'air ; après cinq minutes, on ferme et la conduite de vapeur et le robinet à air. Il se produit alors une détente, qui favorise la sortie des bulles d'air accrochées aux brins de laine et la pénétration de la chaleur. Une minute encore et la vapeur est réintroduite pendant cinq autres minutes ; puis on ouvre la porte pendant que la batterie des tuyaux reprend l'eau accumulée par l'objet.

Etuve parfaite réunissant les qualités principales : certitude, rapidité, conservation des objets et économie.

Cet appareil fut improvisé à la demande du professeur Brouardel par MM. Geneste et Herscher au moment de l'épidémie de suette de Montmorillon, en 1887. Comme l'a dit M. Brouardel, dans les villes, on peut toujours installer à poste fixe une ou plusieurs étuves à vapeur sous pression ; mais dans les campagnes, ce qu'il faut, ce sont des appareils mobiles, des étuves volantes. Le but se trouve aujourd'hui atteint avec l'appareil en question, qui n'est autre que l'étuve locomobile primitive, à laquelle il a été apporté quelques modifications.

Voici, du reste, le jugement du savant professeur :

« Nous pouvons hardiment avancer ceci : par l'application des désinfections dans les campagnes, l'étuve mobile à vapeur humide sous pression est ce que nous connaissons de plus pratique ; facilement maniable, elle se rendra dans les plus petits hameaux et par les routes les plus difficiles. Elle n'inspire aucune défiance aux populations. Les premières résistances sont facilement vaincues, et chacun, voyant que les objets sortent sans détérioration de l'étuve, se hâtera d'y porter tout ce qu'il possède de linge et d'objets souillés à la maison. Ajoutons encore que la désinfection se fait en une demi-heure, qu'elle prive donc fort peu de temps le chef de maison de ses affaires, avantage très apprécié, et quelquefois une journée bien employée suffit pour désinfecter entièrement une petite agglomération. »

Ainsi donc, puisque, dans ces étuves à désinfection, qui seront mises gratuitement à la disposition du public, il est reconnu que nous avons un moyen fidèle et certain de nous défendre contre les maladies contagieuses, il importe que, dans toutes les familles où une maladie transmissible se sera déclarée, grave ou légère, on ait recours à ces appareils, et que linges, matelas, couvertures, vêtements, rideaux, tapis, tout ce qui, en un mot, aurait été en contact avec le malade ou souillé par lui, passe ainsi à l'épuration. Vous-mêmes, Mesdames, vous devrez y avoir recours dans l'hôpital que vous serez appelées à diriger.

.....La désinfection des objets ayant été en contact avec le malade serait une mesure insuffisante si l'on n'y joignait la désinfection de la pièce même où il se trouvait. C'est là le rôle des *désinfectants chimiques*, qui doivent s'appliquer d'une part aux déjections et excrétions des malades, d'autre part à l'atmosphère de la chambre et aux personnes appelées à donner les soins.

Mais rappelez-vous ceci : que les agents qui, par leur action mécanique ou chimique, détruisent les contages et les principes de contamination ne doivent pas être confondus avec les substances qui masquent seulement l'odeur désagréable de l'atmosphère. Les uns sont bien des désinfectants, les autres ne sont que des *désodorants*.

Pour les déjections et excrétions, les désinfectants les plus efficaces et dont vous aurez à vous approvisionner sont : le sulfate de cuivre, le sulfate de fer, l'acide phénique, le chlorure de zinc, le chlorure de chaux ; chacun de ces produits dans la proportion de 50 grammes par litre d'eau.

A cette liste déjà suffisante nous pourrions ajouter l'acide thymique ou thymol et le sublimé (bichlorure de mercure). Le premier est d'une odeur beaucoup plus agréable que l'acide phénique et plus actif, mais son prix est plus élevé. Le second, qui possède une toxicité extrême, ne demande à être manié que par le médecin.

Pour la chambre et les objets qu'elle contient, la désinfection s'opère par la combustion du soufre à raison de 20 grammes par mètre cube. A cet effet, après avoir fermé toutes les ouvertures, vous placerez sur un lit de sable une quantité de fleur de soufre proportionnelle à la capacité de la pièce. La dose de 20 grammes par mètre cube est reconnue suffisante ; mais rien n'empêche d'exagérer, si l'on veut, cette dose, puisque le soufre en excès n'est pas brûlé et qu'il peut être utilisé ultérieurement. Vous verserez sur ce soufre une petite quantité d'alcool, que vous enflammerez avant de sortir. La porte sera fermée dès l'allumage et calfeutrée hermétiquement au dehors. Le lendemain, vous ouvrirez portes et fenêtres et vous laverez ou lessiverez à l'eau phéniquée.

— En ce qui vous concerne personnellement, vous devrez tous les jours et plusieurs fois par jour savonner vos mains dans de l'eau très chaude, puis les laver de nouveau soit avec une solution d'acide phénique, soit avec une solution de chlorure de chaux à 20 pour 1,000. Vous aurez à effectuer particulièrement ce lavage chaque fois que vous aurez procédé aux soins de propreté du malade. Vos ongles, permettez-moi d'ajouter cette particularité, devront toujours être tenus courts. De plus, vous devriez dans votre ambulance et chez vous, si l'un des vôtres est atteint d'une affection contagieuse, porter par-dessus vos vêtements une blouse ou sarrau de toile facile à laver et la laisser dans la pièce chaque fois que vous la quitteriez.

Enfin, chacune de vous, Mesdames, en temps d'épidémie, doit chercher à augmenter sa résistance aux causes morbides. Le moral doit être calme. Ni témérité, ni faiblesse, mais ce sentiment de la dignité humaine que chacun trouve dans les devoirs de la famille, de sa position sociale ou au fond de sa conscience, et sur lequel je n'ai pas à insister, craignant de vous faire injure.

Votre alimentation doit être corroborante ; vous ferez usage de boissons toniques, vins généreux, thé, café. Vous éviterez les eaux suspectes, vous emploierez de préférence les eaux minérales et à ceux qui ne pourraient s'en procurer vous conseillerez la filtration ou une eau préalablement bouillie et aérée.

Vous vous rappellerez aussi que, si le séjour dans un foyer morbide est surtout dangereux pendant la nuit, il est imprudent d'y pénétrer étant à jeun.....

— Telles sont les diverses précautions à prendre en cas de maladies épidémiques et contagieuses pour prévenir leur transmission et leur propagation. Dans cette leçon d'ouverture, nous ne croyons pas nécessaire d'insister davantage, devant entrer dans la suite, chaque maladie prise en particulier, dans des détails plus intimes.

Il me suffit aujourd'hui de vous avoir fait connaître les mesures générales d'hygiène préventive que chaque famille devrait avoir constamment présentes à la mémoire ; mesures qui ne sont nullement arbitraires, qui reposent au contraire sur des bases solides et mûrement élaborées, et qui, lorsqu'elles seront rigoureuses, permettront d'arracher chaque année à la mort plus de 40,000 victimes des maladies contagieuses, sans compter la phtisie, dont les ravages, par suite de notre négligence, vont toujours grandissant ; mesures qui nous permettront aussi d'économiser cette vie humaine si utile à la patrie et de diminuer dans une sensible proportion les pertes pécuniaires énormes que la maladie et la mort font subir chaque année à la richesse publique.

Ces mesures si faciles à exécuter chez nous, dans nos familles, dans nos maisons, dans nos écoles, seront-elles aussi facilement applicables dans nos ambulances, en temps de guerre ? Songez au va et vient continuel qui se fait à ce moment dans un hôpital, au danger résultant de l'importation et de l'accumulation dans son sein des germes contagieux de toute nature !

Quoi qu'il arrive, ne vous laissez, Mesdames, ni effrayer, ni décourager. Elevez vos âmes à la hauteur des difficultés de la lourde et pénible mission que vous vous êtes donnée, mission que vous remplirez au chevet de nos malades, quel que soit le danger qu'ils présentent, avec tout le dévouement, toute la générosité dont vous êtes capables. N'êtes-vous pas femmes de cœur, puisque vous êtes femmes de France ?

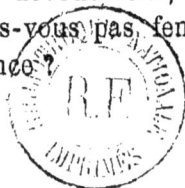

Albi, Imp. HENRI AMALRIC, rue de l'Hôtel-de-Ville, 14. — 1892 — 697